AF500719

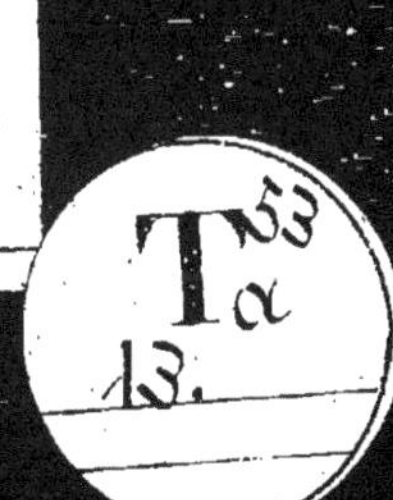
T
53
a
13.

ÉTUDE

SUR LES

APONÉVROSES DU PÉRINÉE ET DU BASSIN

PAR M. ROGIE,

Professeur d'anatomie.

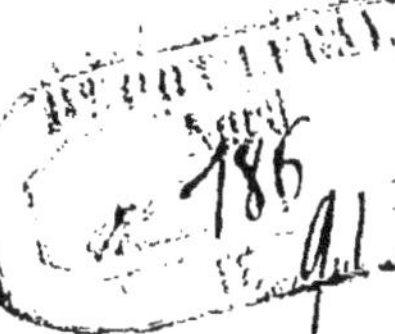

AVEC 9 FIGURES INTERCALÉES DANS LE TEXTE.

LILLE,

AU BUREAU DU *JOURNAL DES SCIENCES MÉDICALES*,

56, RUE DU PORT.

1891.

ÉTUDE

SUR

LES APONÉVROSES DU PÉRINÉE ET DU BASSIN

PAR M. ROGIE,
Profeseur d'anatomie.

J'ai l'honneur de présenter à la *Société anatomo-clinique* (1) quelques pièces et des dessins relatifs à l'aponévrose pelvienne et aux plans fibreux du périnée. La description de ces derniers étant à peu près la même chez les différents auteurs, je ne ferai que vous la rappeler brièvement ; les figures que je vous soumets suppléeront, je l'espère, aux détails que j'omettrai. J'insisterai davantage sur l'aponévrose pelvienne. Vous n'ignorez pas, en effet, que la lecture des classiques sur ce point est peu faite pour satisfaire l'esprit. Autant de traités, autant de descriptions plus ou moins divergentes.

Depuis longtemps déjà, il m'était venu à l'idée de contrôler soigneusement les faits. En 1881, en me basant sur certains passages de l'ouvrage de Sappey, j'avais pratiqué quelques dissections confirmant les idées émises par cet éminent anatomiste. Il n'y avait qu'un regret à exprimer, c'est qu'il ne leur eût pas donné plus de développement et de précision en les condensant dans un article unique, au lieu de les laisser éparses dans le second et le quatrième volume de son traité. A la même date, j'avais réussi, avec le concours du docteur Voituriez, alors mon élève, à traduire les détails observés par

(1) Séance du 28 mai 1890.

des schémas, dont ceux que je vous présente ne sont qu'une reproduction plus élégante, faite il y a 4 ans par M. Pérignon, aujourd'hui interne à l'hôpital de la Charité.

D'autres auteurs, du reste, tels que Quain, Ellis, Wilson, Treves, Hyrtl, Schwalbe et Hoffmann, etc., ont donné sur ce point des renseignements plus circonstanciés que ceux que nous trouvons dans nos traités français. Mais la description, dont celle que je vais vous exposer se rapproche le plus, est celle de Lesshaft, de Saint Pétersbourg. J'ignorais complètement les mémoires de cet anatomiste jusqu'en 1889. C'est lors d'un voyage à Vienne (en septembre) que je pus en prendre connaissance, grâce à l'obligeance de M. le docteur F. Hochstetter, prosecteur à l'Institut anatomique. Je tiens à le remercier ici de son excellent accueil. Depuis j'ai constaté plusieurs fois encore l'exactitude des faits avancés par ces différents anatomistes. Ces préparations, du reste, Messieurs, vous en convaincront vous-mêmes, je l'espère. Ce n'est pas ici le lieu de vous donner l'historique complet de la question, je me bornerai à vous l'exposer comme je la comprends.

Permettez-moi d'abord, Messieurs, de vous indiquer la façon dont vous devrez procéder pour utiliser le mieux possible un bassin sur lequel vous voudrez étudier les aponévroses.

Préparation. — Vous disséquerez successivement :

1° Le plancher périnéal (peau, fascia superficialis, aponévrose périnéale inférieure, étage inférieur du périnée) au moyen des incisions ordinaires.

Vous conserverez provisoirement les ischio et bulbo-caverneux avec les muscles correspondants ;

2° Le creux ischio-rectal en ménageant les aponévroses qui le limitent (aponévrose inférieure du releveur de l'anus et partie extra-pelvienne de l'aponévrose obturatrice) ;

3° Toutes les parties molles extérieures au bassin que vous enlèverez ensuite complètement, sauf le pyramidal que vous garderez avec son insertion fémorale détachée par un trait de scie ;

4° Du côté gauche, par exemple, vous pourrez préparer la surface externe des aponévroses obturatrice et pyramidale de la façon suivante.

La membrane obturatrice déjà mise à nu par les opérations précédentes est enlevée. Le muscle obturateur interne, ainsi découvert, est extrait par morcellement. Vous aurez bien soin, pendant cette manœuvre, de respecter l'aponévrose obturatrice qui recouvre la face profonde du muscle. Celui-ci ayant été enlevé sur toute l'étendue qui correspond au trou ovale, il s'agit d'extraire la portion qui est extérieure à la circonférence de cet orifice et accolée à la surface interne de l'os iliaque. Pour cela, vous pouvez procéder de deux façons :

a) Par la première méthode, la plus intéressante, mais en même temps la plus longue, vous sculpterez l'os pour agrandir le trou ovale et rapprocher le plus possible son contour de la ligne d'insertion de l'aponévrose obturatrice. On obtient ainsi une très vaste ouverture limitée par un cadre osseux très grêle, mais sans solution de continuité.

Remarque. — Pour mettre en évidence la face externe de l'aponévrose du pyramidal, on peut agir de la même manière ; on taille dans la partie latérale du sacrum jusqu'au voisinage de la ligne des trous sacrés. On sculpte de même dans la portion de l'os iliaque qui forme le contour supérieur de la grande échancrure sciatique en se portant plus spécialement en arrière et en haut. Il ne reste plus ensuite qu'à détacher le muscle pyramidal et à enlever les nerfs du plexus sacré.

b) La deuxième méthode est plus expéditive, mais donne un résultat moins élégant. Elle consiste à décoller le tendon de l'obturateur ainsi que la portion correspondante du muscle jusqu'au bord postérieur du trou ovale. On arrache ensuite en tirant sur le tendon et déchirant les fibres musculaires qui résistent encore. On a créé ainsi une sorte de tunnel entre le trou ovale et la petite échancrure sciatique. On en détache la paroi osseuse par deux traits de scie, l'un à peu près horizontal passant sous la cavité cotyloïde, et l'autre prolongeant le bord inférieur du trou ovale. Cela fait, on a enlevé la portion du cadre osseux qui borde cet orifice en arrière. Il est facile alors d'élargir en haut et en bas l'échancrure ainsi obtenue, soit à l'aide de la scie, soit avec le ciseau à froid jusqu'à ce qu'on atteigne la ligne qui marque les insertions de l'aponévrose obturatrice. Cette lame étant ainsi largement mise à nu, il sera facile en introduisant l'index d'une main dans le creux ischio-rectal et celui de l'autre dans le bassin, de suivre ses attaches, de préciser le trajet de son épaisissement, désigné par les allemands sous le nom d'arcus tendineus, ainsi que l'origine du releveur de l'anus à cette bande fibreuse. On constate aussi le siège exact des vaisseaux et nerfs honteux.

5° Du côté droit, on disséquera les muscles de l'entonnoir pelvien.

Pour cela, enlevez d'abord le grand ligament sacro-sciatique et vous verrez toute l'étendue de la face inférieure de l'ischio coccygien.

Pour découvrir de même la face inférieure du releveur de l'anus, enlevez l'obturateur interne, comme il a été dit plus haut, en ménageant son aponévrose. Menez un premier trait de scie horizontal sous la cavité cotyloïdienne, en commençant immédiatement au-dessous de l'épine sciatique qui doit rester en place. Portez un deuxième trait de scie, mais vertical sur la branche descendante du pubis suivant une ligne parallèle à la symphyse et prolongeant la partie la plus élevée du bord antérieur du trou ovale.

La branche ischio-pubienne ainsi sectionnée est retenue : 1° par la portion extra-pelvienne de l'aponévrose obturatrice (insertion inférieure) ; on la coupe un peu au-dessous de l'origine du releveur ; 2° par les insertions du plancher périnéal (ligament de Carcassonne). On les détache en rasant l'os.

Cette préparation montre très nettement que le releveur se compose de deux zones (topographiquement) :

a) L'une supérieure, qui regarde dans la cavité pelvienne qu'elle concourt à limiter ;

b) L'autre inférieure, plus large, appliquée contre le rectum en arrière et la prostate en avant.

En enlevant les fibres musculaires avec soin, on peut mettre à nu la face externe de son aponévrose supérieure (interne) et constater qu'elle se compose également de deux zones, une supérieure plus étroite ou pelvienne, et une inférieure plus large ou prostato-ampullaire.

En pratiquant sur la deuxième zone (inférieure) de cette aponévrose deux incisions verticales, l'une au niveau de la prostate et l'autre au niveau du rectum, on obtient deux boutonnières dont on peut disséquer les lèvres pour découvrir les fibres musculaires du rectum et la face latérale de la prostate.

En décollant en même temps la lèvre postérieure de l'incision prostatique et la lèvre antérieure de l'incision rectale, il arrive un moment où l'on est arrêté dans cette manœuvre par l'insertion sur cette zone du bord latéral de l'aponévrose prostato-péritonéale de Denonvillers.

Toutes les opérations précédentes ont permis d'étudier les aponévroses surtout par leur face externe.

Pour les étudier par leur face interne, on procédera comme suit :

1° On examinera d'abord les plans fibreux intrà-pelviens dans leur ensemble, c'est-à-dire cet infundibulum fibreux que les chirurgiens désignent habituellement sous le nom d'aponévrose pelvienne.

Il suffit pour la mettre en évidence d'enlever le péritoine qui revêt le plancher et les parois de la cavité pelvienne et avec lui le tissu cellulaire sous-jacent qui le double.

Pour préciser, on verra de cette façon :

a) La partie supérieure ou intrà-pelvienne de l'aponévrose obturatrice (face interne) (après ablation préalable des vaisseaux hypogastriques et de leurs divisions).

b) L'aponévrose du pyramidal (face interne).

c) La zone supérieure de l'aponévrose supérieure du releveur de l'anus.

d) L'expansion qu'envoie cette lame sur la vessie et le rectum. (feuillet viscéral de l'aponévrose pelvienne).

2° Il restera alors à étudier la face interne des aponévroses supérieures du releveur de l'anus et de l'ischio-coccygien.

Pour cela, enlevez ce qui reste de l'os iliaque du côté droit de façon à pouvoir récliner fortement de ce côté le rectum et la vessie. Comme le péritoine a déjà été enlevé ainsi que les vaisseaux hypogastriques, on aperçoit alors (sur le côté gauche), bien mieux que précédemment, les ligaments pubio-prostatiques ainsi que le feuillet viscéral de l'aponévrose pelvienne (bifurcation ascendante de l'aponévrose supérieure du releveur de l'anus) qui se trouve tendue ; c'est une excellente condition pour l'inciser suivant une ligne menée du bord inférieur de la symphyse vers la partie la plus éloignée de la face latérale du rectum. On peut alors attirer la vessie et la prostate ainsi que l'ampoule rectale vers le côté opposé (droit) en isolant ces parties de la zone correspondante de l'aponévrose supérieure du releveur de l'anus qui se trouve ainsi préparée par sa face interne.

Loge prostatique. — Elle peut s'étudier de plusieurs façons :

1° Un bassin qui a servi à étudier les aponévroses par leur face externe suivant les méthodes indiquées plus haut peut être utilisé à cet effet. Le plancher périnéal ayant été disséqué, on l'enlève en désinsérant le ligament de Carcassonne dont la portion moyenne représente la paroi inférieure de la loge prostatique. On aura bien soin de conserver intacts les bords correspondants des releveurs droit et gauche qui s'appuient sur ce plan. On ménagera aussi les bords homologues des aponévroses supérieures de ces muscles. Par l'ouverture ainsi pratiquée dans la loge, on peut isoler les différentes faces de la prostate des parois fibreuses qui limitent cet espace, à savoir :

a) De chaque côté les aponévroses latérales de la prostate.

b) En arrière l'aponévrose prostato-péritonéale.

c) En haut les ligaments pubio-vésicaux auxquels il faut ajouter le fond de la vessie.

2° On peut faire une préparation analogue, en attaquant la loge prostatique par sa paroi postérieure après avoir ouvert le bassin en arrière et énucléé en quelque sorte l'ampoule rectale de sa loge propre.

I. — APONÉVROSES DU PÉRINÉE.

Pour vous faciliter l'intelligence de ce que nous aurons à dire sur les lames fibreuses pelviennes, laissez-moi d'abord vous résumer rapidement l'anatomie du périnée en vous expliquant les dessins que vous avez sous les yeux.

Bien que la plupart des auteurs désignent sous le nom de périnée l'ensemble des éléments qui constituent le plancher pelvien, c'est-à-dire qui ferment le détroit inférieur du bassin, l'usage, vous ne l'ignorez pas, tend à réserver ce nom à l'espace triangulaire limité en arrière, par la ligne bischiatique et, sur les côtés, par les branches ischio-pubiennes de l'os iliaque.

Je n'ai pas figuré ici les couches superficielles qui sont représentées par la peau, le fascia superficialis décomposable en deux lames comprenant entre elles du tissu adipeux en quantité variable suivant les sujets.

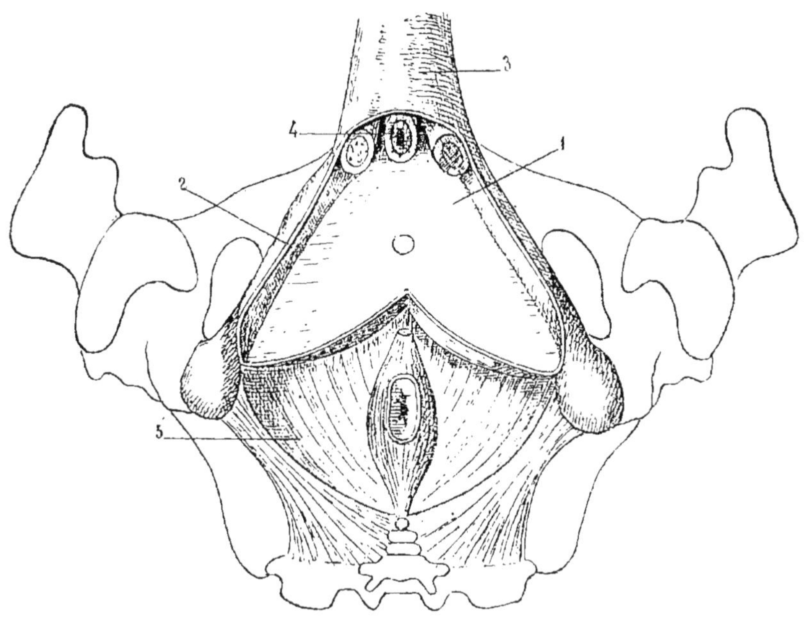

FIG. I. — Bassin renversé.

1 — Feuillet inférieur de l'aponévrose moyenne se continuant en arrière avec le bord postérieur de l'aponévrose périnéale superficielle et percée d'un orifice à son centre pour le passage de la portion membraneuse de l'urèthre.

2 — Aponévrose périnéale superficielle dans laquelle on a pratiqué une large ouverture pour vider l'étage inférieur du périnée. Son insertion à la lèvre externe du bord inférieur de la branche ischio-pubienne a été conservée.

3 — Gaîne fibreuse de la verge.

4 — Urèthre spongieux et corps caverneux sectionnés sous l'arcade pubienne.

5 — Releveur de l'anus, anus et sphincter externe.

(Comp. fig. II, III et V).

1° L'aponévrose périnéale superficielle, comme la surface qu'elle tapisse présente la forme d'un triangle.

a) A droite et à gauche son côté correspondant se fixe à la lèvre externe (antéro-externe) du bord inférieur de la branche ischio-pubienne. (Voy. 6 fig. VI).

Sur la fig. I, où l'on a pratiqué une large fenêtre dans cette aponévrose, les insertions latérales (2) ont été conservées.

b) Le sommet se continue avec la gaîne fibreuse de la verge, comme vous pouvez le constater sur la fig. I (3), sur la fig. II (α) et sur la fig. III en avant de (6).

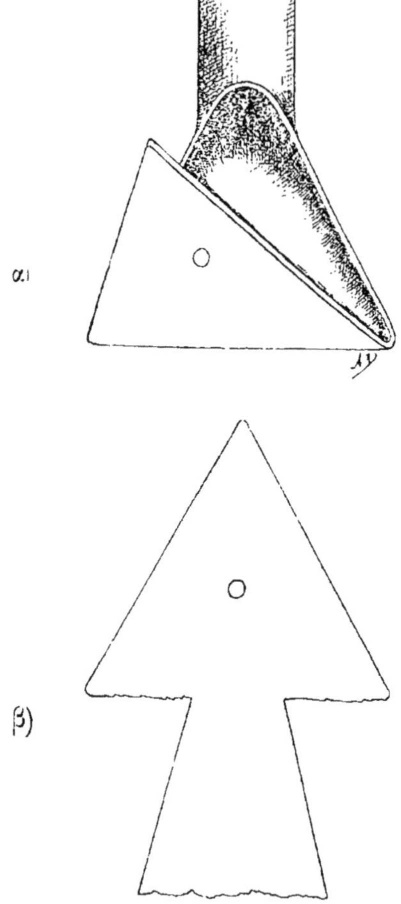

FIG. II. — Schéma des aponévroses périnéales.

α) Enveloppe fibreuse de la verge se continuant en arrière avec l'aponévrose périnéale superficielle, et celle-ci après réflexion avec le feuillet inférieur de l'aponévrose moyenne.

β) Feuillet supérieur de l'aponévrose moyenne se continuant en arrière avec l'aponévrose prostato-péritonéale supposée rabattue dans le même plan. (Comp. fig. III, 8).

(Comp. fig. I, III, VI).

c) Sa base se recourbe autour du bord postérieur du transverse superficiel pour se continuer avec celle du feuillet inférieur de l'aponévrose moyenne. (Voy. fig. I, au devant du sphincter externe, fig. II (α), fig. III (6).

2° Celui-ci, triangulaire également, présente donc :

a) Une base commune avec l'aponévrose périnéale superficielle.

b) Ses côtés s'attachent à la lèvre interne (postéro-interne) du même bord inférieur de la branche ischio-pubienne fig. I (1); fig. VI (7).

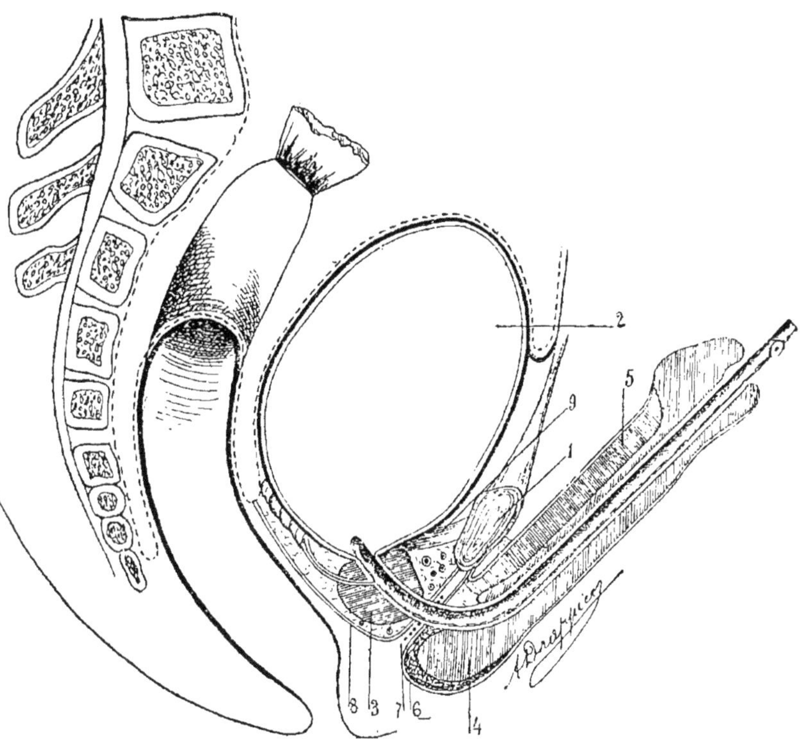

Fig. III. — Coupe sagittale du bassin (schématique).

1 — Pubis.
2 — Vessie.
3 — Prostate et canal éjaculateur.
4 — Bulbe de l'urèthre et bulbo-caverneux.
5 — Corps caverneux.
6 — Aponévrose périnéale superficielle se continuant avec le feuillet inférieur de l'aponévrose moyenne en arrière, et la gaine fibreuse de la verge en avant.
7 — Etage moyen du périnée (transverse, profond, etc.).
— 8 Aponévrose prostato-péritonéale faisant suite au feuillet supérieur de l'aponévrose moyenne, et allant s'insérer sur le cul-de-sac recto-vésical du péritoine (ligne ponctuée).
9 — Ligament pubio-vésical recouvrant le plexus prostatique.

(Comp. fig. I, II, VI).

*

c) Son sommet s'arrête au ligament sous-pubien (Voy. fig. III. en suivant (6) vers le pubis).

Pour graver dans l'esprit des élèves les dispositions réciproques des deux lames précédentes, j'ai l'habitude de les représenter par un losange en papier dont le petit axe correspond à la ligne bi-ischiatique et dont le grand axe mesure deux fois la hauteur du triangle périnéal. Je plie ensuite en deux le losange suivant son petit axe, le triangle supérieur répond au feuillet inférieur de l'aponévrose moyenne (fig. II α), il présente un orifice pour le passage de la portion membraneuse de l'urèthre. L'inférieur n'est autre que l'aponévrose périnéale superficielle. En collant à son sommet un petit tube en papier, je figure la gaîne fibreuse de la verge.

Étage inférieur du périnée. — Les deux lèvres du bord inférieur de la branche ischio-pubienne étant situées à des hauteurs différentes, il en résulte que les deux triangles aponévrotiques qui s'y insèrent sont séparés l'un de l'autre par un intervalle destiné à loger les origines des parties constituantes de la verge : c'est l'étage inférieur du périnée.

La fig. I vous montre cet étage vidé ; on y voit à découvert le feuillet inférieur de l'aponévrose moyenne ; mais il est facile de rétablir, par la pensée, les choses en leur état primitif. Pour cela, prolongez d'avant en arrière le long des deux branches ischio-pubiennes les deux corps caverneux.

Dans l'angle à sinus postérieur qu'ils limitent alors, menez la bissectrice, c'est-à-dire le bulbe de l'urèthre.

Garnissez ces trois cordons de leurs muscles respectifs (ischio et bulbo-caverneux).

Enfin, dans la concavité du pli formé par l'union de l'aponévrose superficielle à l'aponévrose moyenne, logez les muscles transverses droit et gauche : fermez la fenêtre pratiquée dans la lame (2), et vous aurez une idée suffisante, ce me semble, de la loge périnéale inférieure, du contenu et du contenant. Si vous êtes plus exigeants, complétez vos notions sur ce point en comparant encore entre elles les fig. I, II, III, VI.

3° *Feuillet supérieur.* — Il affecte une forme semblable à celle de la précédente.

a) Ses côtés se confondent sur la lèvre interne (postéro-interne) du bord inférieur de la branche ischio-pubienne avec ceux du feuillet inférieur ou tout au moins n'en sont séparés que par l'épaisseur des attaches du transverse profond qui sont très minces. (Voy. fig. VI (7).

b) Son sommet se perd également sur le ligament sous-pubien.

c) Son bord postérieur présente à considérer trois segments (Voy. fig. VI (7) et fig. II (β).

1° Un moyen qui se continue, en se réfléchissant de bas en haut, avec l'aponévrose prostato-péritonéale de Denonvillers, voy. fig III (8). Celui-ci va s'insérer supérieurement sur le fond du cul de-sac prostato-péritonéal : son étendue transversale correspond à l'écartement des aponévroses supérieures des releveurs de l'anus, voy. fig. VI et comparez aussi à la fig. VIII (7).

2° Deux segments latéraux compris entre les bords inférieurs des releveurs et l'aponévrose obturatrice (voy. fig. VIII); ils ne se réfléchissent pas, mais disparaissent assez brusquement dans le tissu cellulo-adipeux des creux ischio-rectaux.

Rapports. — La face inférieure de cette lame répond à l'étage moyen.

Sa face supérieure se divise en trois régions :

α Une région moyenne, irrégulièrement quadrilatère, fig. VIII (8) que vous voyez entre les extrémités pubiennes des bords inférieurs des aponévroses intrà-pelviennes des releveurs ; elle laisse passer ou supporte de nombreuses veines ou sinus — Le muscle de Wilson est également en rapport avec elle.

β Deux régions latérales triangulaires qui forment plancher aux prolongements antérieurs des creux ischio-rectaux, (voy. fig. VI (11).

Étage moyen du périnée. — Il est représenté par l'intervalle compris entre les deux aponévroses moyennes. Celles-ci se comportent donc vis-à-vis du muscle transverse profond interposé à peu près comme les parois d'une enveloppe vis-à-vis de la lettre qu'elle contient.

J'espère, Messieurs, vous en avoir dit assez sur ce point pour pouvoir, dès maintenant, entrer dans le cœur de notre sujet.

II. — APONÉVROSES DU BASSIN.

Nous comprendrons, sous ce titre, les différents plans fibreux annexés aux muscles qui concourent à doubler intérieurement les parois osseuses du bassin ou à former son plancher mou. Notre tâche consistera donc à décrire les lames suivantes :

a) L'aponévrose obturatrice.

b) L'aponévrose du pyramidal.

c) Les aponévroses du releveur de l'anus (supérieure et inférieure).

d) Les aponévroses de l'ischio-coccygien (supérieure et inférieure).

Dans un premier chapitre, nous les étudierons chacune en particulier. Nous les examinerons ensuite dans leur ensemble, cherchant à nous rendre compte du revêtement continu qu'elles forment par leur association totale ou partielle et connue sous le nom d'aponévrose pelvienne.

A. — Des aponévroses du bassin considérées séparément.

a) *Aponévrose obturatrice.*

Insertions : la couverture fibreuse étalée sur la face pelvienne du muscle obturateur interne s'insère à une ligne qui borde ce muscle, c'est-à-dire :

1° *En avant* (de bas en haut) : *a)* A la face interne de la branche descendante du pubis, en un point situé à 30 ou 35 mill. du bord supérieur de la paroi pelvienne antérieure, et à une distance de 6 à 8 mill. de la ligne médiane, par un chef tendineux fortement marqué (ligament pubio-vésical ou pubio-prostatique) (Lesshaft).

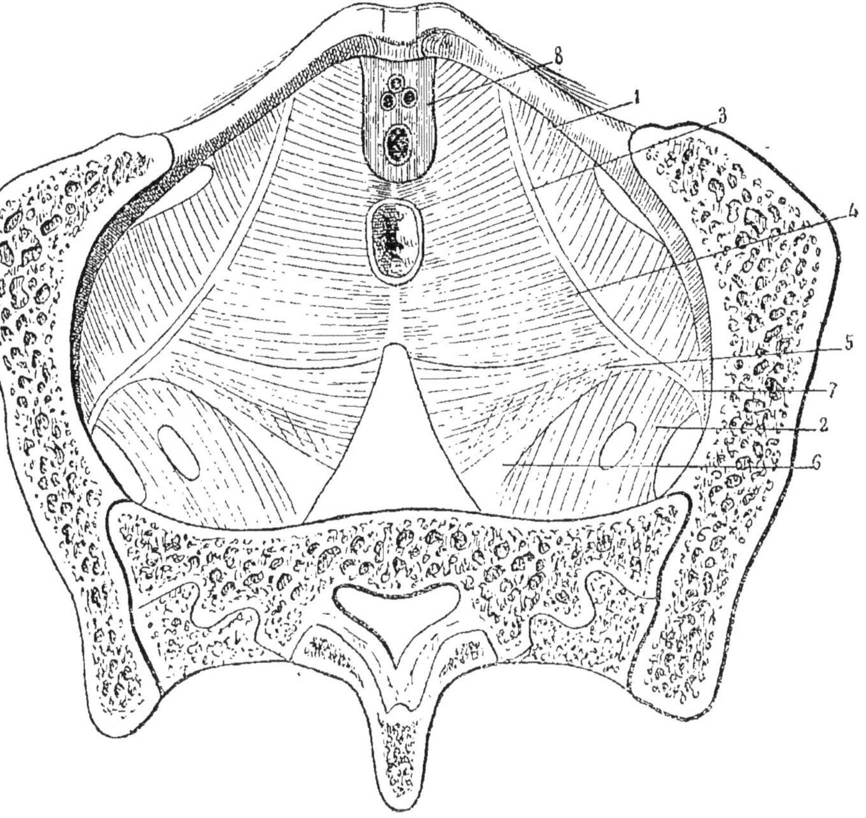

Fig. IV. — Coupe horizontale du bassin passant par le détroit supérieur, et destinée à montrer les différents plans fibreux qui constituent l'aponévrose pelvienne anatomique (au sens de Denonvillers).

1 — Partie intra-pelvienne de l'aponévrose obturatrice. On y voit supérieurement l'orifice interne du canal sous-pubien.

2 — Aponévrose du muscle pyramidal, échancrée supérieurement pour le passage des vaisseaux et nerf fessiers, percée plus bas d'un trou pour le passage des vaisseaux ischiatiques et honteux internes.

3 — Arcade fibreuse pubio-sciatique (arcus tendineus).

4 — Aponévrose supérieure du muscle releveur de l'anus.

5 — Aponévrose supérieure de l'ischio-coccygien.

6 — Bandelette spinoso-sacrée allant de l'épine sciatique au sacrum et formée par le bord supérieur du petit ligament sacro-sciatique.

7 — De l'épine sciatique, on voit remonter au-devant de la grande échancrure une bande qui marque l'épaississement formé par la ligne d'union du bord postérieur de l'aponévrose obturatrice avec le bord correspondant de l'aponévrose du pyramidal plica ischiadica.

D'une façon plus précise, l'aponévrose obturatrice au niveau de l'extrémité antérieure de l'arcus tendineus se confond avec le ligament pubio-prostatique.

b) Au-dessus de l'extrémité pubienne de l'arcus tendineus, l'aponévrose obturatrice se fixe au corps du pubis, au-devant du trou ovale.

La ligne d'insertion remonte ensuite vers le détroit supérieur du bassin en s'écartant de la ligne médiane et limitant avec son homologue du côté opposé une surface osseuse (retro-pubienne) dépourvue d'aponévrose.

2° *En haut*, l'aponévrose naît le long de la face interne de la branche horizontale du pubis jusqu'à l'incisure obturatrice (fig. IV, 1).

A ce niveau, elle limite par un bord concave libre mesurant 15 à 17 millimètres de longueur, le pourtour interne et inférieur de l'orifice du canal obturateur ou sous-pubien.

Plus en arrière, elle remonte en bordant le contour postérieur du même orifice jusqu'à la ligne innominée du détroit supérieur et s'insère immédiatement au-dessous d'elle en la longeant jusqu'à l'articulation sacro-iliaque (Lesshaft) ou, selon Bourgery, jusqu'à la naissance de la grande échancrure sciatique. Cette insertion se fait à un épaississement fibreux représentant une sorte d'intersection aponévrotique entre le fascia iliaca et le fascia de l'obturateur.

3° *En arrière*. Le bord postérieur, né de la portion du détroit supérieur qui surmonte la grande échancrure sciatique, descend au-devant de cette dernière qu'il longe jusqu'à l'épine sciatique. Ce bord, assez épais, marque la ligne sur laquelle vient s'insérer l'extrémité antéro-externe de l'aponévrose du muscle pyramidal qui est beaucoup plus mince.

Les connexions de l'aponévrose du pyramidal avec l'aponévrose obturatrice à ce niveau rappellent assez bien celles du repli falciforme d'Allan Burns avec le fascia cribriformis. On sait, en effet, que ce repli ne représente pas un bord libre, mais qu'il est dû simplement à ce que l'aponévrose crurale s'amincit brusquement, suivant cette ligne, pour former le fascia cribriformis.

Dès lors le repli falciforme se manifeste d'autant plus nettement qu'on a détruit le feuillet criblé. De même, ici, cette arcade est d'autant plus nette qu'on a enlevé la couverture du pyramidal.

C'est ce que l'on peut du reste constater très facilement dans la plupart des figures destinées à représenter le plexus sacré ou les divisions de l'artère hypogastrique.

Le pyramidal et les nerfs qui le recouvrent semblent alors plonger sous cette arcade dont la concavité regarde en dedans et un peu en arrière. Bourgery désigne ce croissant qu'il considère comme une formation distincte sous le nom de bandelette ischiatique (fig. IV, 7).

Schwalbe et Hoffmann la désignent sous le nom de plica ischiadica.

A partir de l'épine sciatique jusqu'à la tubérosité de l'ischion, le bord postérieur de l'aponévrose obturatrice s'accole à la partie correspondante du grand ligament sacro-sciatique avec laquelle elle forme une sorte de pont fibreux qui transforme, en un orifice ostéo-fibreux, la petite échancrure sciatique. C'est par cet orifice que se dégage le tendon de l'obturateur interne au moment de contourner en arrière l'os iliaque pour gagner son insertion fémorale.

4° Bord inférieur. — Il se fixe à la branche ischio-pubienne immédiatement au-dessus des insertions du bord externe du feuillet supérieur de l'aponévrose moyenne du périnée.

Rapports. a) Face externe : elle recouvre le muscle obturateur interne dans toute son étendue.

b) Face interne : elle est divisée en deux zones par un épaississement linéaire qui s'attache en avant au pubis en se confondant avec le ligament pubio-prostatique latéral et en arrière à l'épine sciatique. Les Allemands ont donné à cette bandelette le nom d'arcus tendineus parce qu'elle sert d'origine au muscle releveur de l'anus. La portion de l'aponévrose qui se trouve au-dessus est intra-pelvienne, la portion qui est au-dessous est extra-pelvienne (fig. IV, 3 et fig. VI. 10).

La portion intra-pelvienne est en rapport avec les vaisseaux et nerf obturateurs, — avec le tissu cellulaire sous-péritonéal — avec le péritoine pariétal correspondant.

Au niveau de sa partie antérieure et supérieure on remarque l'orifice interne du canal sous-pubien.

Quelquefois entre cet orifice et l'arcus tendineus se voit encore une lacune semi-lunaire à convexité dirigée en avant et que Schwalbe et Hoffmann désignent sous le nom d'*hiatus pelvicus lateralis*. Selon ces auteurs, cet hiatus serait destiné au passage de petits vaisseaux.

b) *Aponévrose du pyramidal* (fig. IV, 2).

Elle recouvre la face pelvienne de ce muscle et présente une forme d'un triangle à base postéro-interne et à sommet antéro-externe tronqué.

1° Bord postérieur : se fixe en arrière sur le sacrum ou sur le contour interne des trous sacrés antérieurs au moyen de plusieurs dentelures disposées sur une ligne qui s'élève de la base du coccyx (où la digitation inférieure d'un côté se rencontre avec celle du côté opposé) jusqu'au corps de la première vertèbre sacrée ; sur toute cette étendue les digitations droites s'écartent de plus en plus des gauches, laissant entre elles, au-devant du sacrum, un intervalle dépourvu d'aponévrose. Quant aux dentelures d'une même série (droites, par exemple) elles interceptent entre elles des lacunes remplies de graisse et dans lesquelles les ganglions du cordon sympathique trouvent une place à l'abri des pressions. (Rüdinger).

2° Bord antéro-externe : plus court, se fixe, comme il a été dit précédemment, sur la limite correspondante de l'aponévrose obturatrice au-devant de l'échancrure sciatique.

(Voir ce qui a été dit à propos du bord postérieur de l'aponévrose obturatrice.)

3° Bord supérieur : est libre : il présente une courbure concave en haut limitant avec la partie supérieure de la grande échancrure sciatique un orifice elliptique pour le passage des vaisseaux et du nerf fessier supérieur. Cet orifice est plus ou moins grand suivant que le muscle est plus ou moins volumineux et atteint ou n'atteint pas le sommet de l'échancrure.

C'est par là que se produisent les hernies ischiatiques (Cruveilhier).

4° Bord inférieur : répond au bord supérieur (postérieur) du muscle ischio-coccygien ou mieux d'une bandelette blanche qui le sépare du pyramidal et sur laquelle viennent mourir les feuillets fibreux qui recouvrent la face pelvienne de ces muscles. Cette bandelette fait partie du petit ligament sacro-sciatique (fig. VI, 6).

C'est la troisième branche d'une sorte d'étoile dont le centre est à l'épine sciatique et dont les deux autres rayons sont représentés l'un par l'arcus tendineus et l'autre par le plica ischiadica. Celui-ci est presque vertical, les deux autres se prolongent pour ainsi dire l'un l'autre suivant une direction horizontale (voir fig. IV, 3-6-7).

Orifices : indépendamment de l'échancrure qui correspond à son bord supérieur, l'aponévrose pyramidale présente à peu près sur le milieu de sa hauteur, un trou que traversent les vaisseaux honteux et ischiatiques (Denonvillers, Richet) pour sortir du bassin.

Rapports. — 1° Face postérieure : recouvre le pyramidal, mais d'une façon médiate, car elle en est séparée par le plexus sacré et la partie extra-pelvienne des vaisseaux honteux et ischiatiques ;

2° Face interne : est en rapport avec les vaisseaux hypogastriques et la partie intra-pelvienne des vaisseaux honteux et ischiatiques.

L'aponévrose du pyramidal sépare donc le plexus sacré des vaisseaux hypogastriques, ceux-ci étant situés sur sa face interne, celui-là sur sa face externe.

**

c) *Aponévroses supérieure et inférieure du releveur de l'anus* (fig. IV, 4).

1° Feuillet intra-pelvien : *a*) Son bord supérieur se fixe à un épaississement linéaire de l'aponévrose obturatrice qui commence en avant au pubis et se termine en arrière à l'épine sciatique. La bandelette ainsi formée n'est autre que l'arcus tendineus. On voit en réalité s'en détacher :

Le muscle releveur de l'anus;

L'aponévrose inférieure qui revêt toute sa surface correspondante jusqu'à ses insertions inférieures;

L'aponévrose supérieure de ce musle qui tapisse de la même façon toute l'étendue de sa surface pelvienne jusqu'à ses insertions à la ligne pubio-ano-coccygienne.

b) Bord inférieur : Pour préciser, voici comment se comporte le bord inférieur de ce feuillet considéré d'avant en arrière (Voy. fig. IV).

α) Il s'appuie d'abord sur le plancher périnéal, il embrasse latéralement le sommet de la prostate qu'il contourne, puis se dirige ensuite vers le bord supérieur du septum ano-bulbaire, où il se rencontre avec celui du côté opposé.

β) Sur le côté du rectum, ses connexions sont assez compliquées ; il s'insinue entre le sphincter externe et le sphincter interne et l'on voit (fig. VII) des fibres longitudinales du rectum venir se terminer sur sa face interne, tandis que sur sa face externe se fixent des fibres longitudinales du releveur (couche profonde de ce muscle). Dans ces conditions, cette portion de l'aponévrose supérieure du releveur représente une lame intermédiaire entre les terminaisons des fibres longitudinales les plus externes du rectum et un certain nombre des fibres longitudinales les plus internes du releveur. Les insertions supérieures de ces deux ordres de fibres étant fixes, surtout celles du releveur, il s'en suit, comme le fait remarquer Sappey, qu'en se contractant, elles tendront à soulever l'extrémité inférieure du rectum.

γ) En arrière du rectum, sur le raphé ano-coccygien l'aponévrose supérieure du releveur de l'anus d'un côté rencontre celle de l'autre côté.

δ) Enfin sur les bords du coccyx elle se termine en dedans de l'attache musculaire.

Rapports.—Face externe : s'applique dans toute son étendue sur la face pelvienne du releveur de l'anus.

Face interne : peut, au point de vue de ses rapports, être divisée en deux zones.

α) Zone supérieure : elle forme la paroi externe de la gouttière latérale située entre la paroi de la cavité pelvienne et les faces externes de la vessie et du rectum (fig. V, 10-10'); (fig. VII, 7-8).

Elle s'étend de haut en bas depuis l'insertion supérieure (7, fig. VII) du releveur de l'anus à l'arcus tendineus jusqu'en 8 (*id.*), c'est-à-dire au fond de la gouttière en question. Elle répond au pli pariéto-viscéral du péritoine dont elle est séparée par de la graisse et des vaisseaux.

β) La zone inférieure est représentée par toute la portion sous-jacente à cette gouttière, c'est-à-dire qu'elle commence en 10' (fig. VI, et 8 fig. VII), pour atteindre, dans la région prostatique, le plancher périnéal (feuillet supérieur de l'aponévrose moyenne) et dans la région rectale, l'interstice du sphincter interne et du sphincter externe.

Cette zone ne correspond plus comme la précédente à la cavité pelvienne ; elle forme simplement cloison entre le releveur et la prostate (fig. VI, au-dessous de 10'), puis entre ce muscle et le rectum (fig. VII). Considérée dans son ensemble et dans le sens antéro-postérieur, elle représente l'aponévrose latérale de la prostate ou mieux pubio-rectale des auteurs.

A l'union des deux zones, c'est-à-dire en 10 fig. VI et en 8 fig. VII, on voit se détacher un feuillet ascendant qui, en avant, monte sur les côtés de la vessie où il finit bientôt par disparaître à mesure qu'il se rapproche du sommet en se confondant avec le tissu cellulaire sous-péritonéal. En arrière, le même feuillet (fig. VII, 8) se relève sur les côtés du rectum où il va mourir de la même façon.

Cette expansion viscérale ascendante de l'aponévrose supérieure du releveur de l'anus forme ainsi la paroi interne de la gouttière latérale du bassin dont la zone supérieure de la même aponévrose forme la paroi externe (V. ci-dessus).

Nous reviendrons tout-à l'heure sur ce point à propos de l'aponévrose pelvienne proprement dite.

Avant de passer plus loin, remarquons que, d'après ce qui précède, l'aponévrose supérieure du releveur de l'anus arrivée au niveau de 10', fig. VI (près de la base de la prostate) et en 8, fig. VII (au niveau de l'ampoule rectale) se bifurque en deux feuillets, l'un descendant, c'est-à-dire continuant le trajet primitif et l'autre ascendant ou réfléchi.

2° L'aponévrose inférieure du muscle releveur de l'anus constitue la paroi médiale (interne) du creux ischio-rectal ; elle affecte la même forme et les mêmes dimensions que la supérieure ; ses attaches se font suivant les mêmes lignes et elle se comporte, sur la face externe du releveur, de la même façon que la précédente sur la face interne de ce muscle ; notons simplement qu'au niveau de l'anus, elle vient mourir sur la face correspondante du sphincter externe ; de même elle s'épuise sur le raphé ano-bulbaire au-devant du rectum et sur la ligne blanche ano-coccygienne en arrière. Au niveau du périnée, son bord inférieur se confond avec le feuillet supérieur de l'aponévrose moyenne (v. fig. VI).

Comme le fait remarquer Richet, cette lame mérite à peine, dans bien des cas, le nom d'aponévrose ; elle est mince, blanchâtre, peu résistante et ressemble plutôt à une couche celluleuse condensée en membrane qu'à une lame fibreuse proprement dite. (Comp. f. VIII).

d) *Aponévrose du muscle ischio-coccygien* (fig. IV, 5).

De forme triangulaire, comme le muscle qu'elle recouvre, elle s'insère par son sommet à l'épine sciatique, par sa base sur le bord correspondant du sacrum (sommet) et du coccyx depuis sa base jusqu'au voisinage de sa pointe, c'est-à-dire sur toute la partie laissée libre par les attaches similaires du releveur de l'anus.

Bord supérieur : se continue avec le bord correspondant de l'aponévrose du pyramidal et forme avec lui ainsi que la bande étroite visible à ce niveau du petit ligament sacro-sciatique (bord supérieur), la ligne blanche spinoso-sacrée (fig. IV, 6).

Rapports.— Face supérieure (interne) contiguë au rectum.

Face inférieure : appliquée sur le muscle.

L'aponévrose inférieure de l'ischio-coccygien ne se distingue pas de la face contiguë des grand et petit ligaments sacro-sciatiques.

B. — Aponévrose pelvienne.

Son étude est assez embrouillée dans les classiques. La raison en est, ce me semble, que les auteurs pour exposer les particularités relatives à cette lame fibreuse prennent pour point de départ des conceptions différentes. Il arrive aussi, qu'au cours d'une description le même auteur confond deux manières de voir qui doivent rester distinctes. De là résulte pour le lecteur une grande obscurité, car certains faits qui s'expliquent par la première ne peuvent cadrer avec la seconde. Comment obvier à cet inconvénient ? Il suffit, à notre avis, de bien définir en commençant le point de vue auquel on se place et de s'y tenir jusqu'au bout sauf à reprendre ensuite la question sous un autre jour.

Or, on peut ramener à deux les règles qui doivent guider dans l'étude de l'aponévrose pelvienne.

On partira ou bien d'une idée purement anatomique ou bien d'une idée chirurgicale :

1° Pour les anatomistes (comme l'a fait remarquer Denonvillers (1837)), les aponévroses sont des annexes des muscles destinés à les entourer pour les protéger. Ainsi, chaque muscle ayant sa couverture fibreuse, s'il y a huit muscles pour limiter

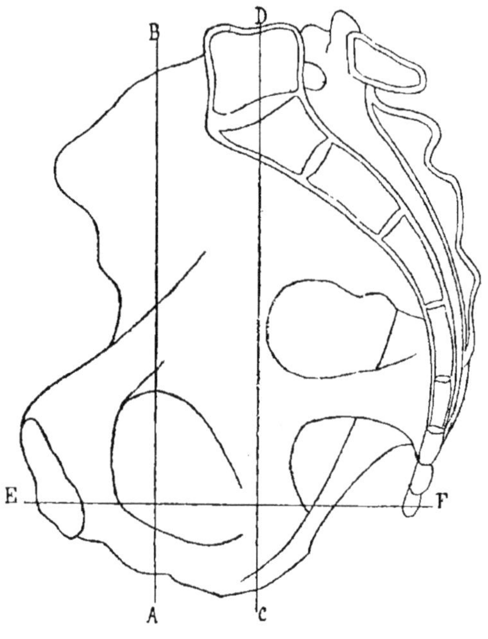

Fig. V.

A B — Ligne suivant laquelle passe la coupe de la fig. 44.
C D — Ligne d° d° 45.
E F — Ligne d° d° 46.

la cavité pelvienne, il y aura par le fait même huit aponévroses dont les bords contigus en se confondant constitueront une seule lame tapissant l'infundibulum pelvien musculaire sur toute sa surface La grande ouverture de l'entonnoir fibreux ainsi formée répond au détroit supérieur du bassin et sa partie centrale ou étroite (extrémité inférieure) répond en avant au sommet de la prostate, plus en arrière et successivement au septum bulbo-anal, à l'interstice du sphincter externe et du sphincter interne et à la cloison ou raphé ano-coccygien.

2° Pour les chirurgiens, l'aponévrose pelvienne est moins un revêtement musculaire qu'une lame limitant la cavité du bassin. C'est une barrière qui offre au passage des collections liquides une résistance plus ou moins grande.

Elle forme aussi un entonnoir dont le pourtour est fixé à la circonférence du bassin et dont la partie centrale ou étroite (extrémité inférieure) embrasse en avant non pas le sommet de la prostate, mais le col de la vessie, et en arrière, non pas le sphincter interne, mais la deuxième portion du rectum à son union avec la troisième.

Cette sorte de diaphragme renversé est donc moins profond que celui de Denonvillers. Il s'en distingue nettement, bien qu'ayant avec lui des parties communes. Il est facilement visible et tangible quand on a enlevé le péritoine et le tissu cellulaire sous-jacent. L'autre n'est que partiellement accessible au regard après cette préparation.

Dans ces conditions, nous proposons de désigner le premier (celui de Denonvillers) sous le nom d'aponévrose pelvienne anatomique et le deuxième sous celui d'aponévrose pelvienne chirurgicale de la même façon que l'on dit, par exemple, le col anatomique et le col chirurgical de l'humérus.

a) Aponévrose pelvienne anatomique.

D'une façon plus précise, que faut-il donc entendre par aponévrose pelvienne, selon Denonvillers ?

Pour vous en rendre compte, jetez les yeux sur la fig. IV ; vous y distinguerez les 8 aponévroses musculaires décrites plus haut. Par la pensée, réunissez-les bords à bords et vous aurez une seule lame continue qui tapisse à la fois les parois latérales (rigides) du bassin doublées des obturateurs et des pyramidaux et son plancher mou (déprimé en un cône creux) formé par les releveurs de l'anus et ischio-coccygiens réunis sur la ligne médiane.

Considérée sur les coupes A B (fig.) VI et C D (fig. VII), la tranche de cette lame se présente comme celle de la paroi d'un entonnoir cylindro-conique, c'est-à-dire formée de deux zones superposées, l'une cylindrique et l'autre conique.

a) La première zone, la plus élevée, est comprise entre les limites supérieures des aponévroses obturatrices et pyramidales d'une part et les bandelettes pubio-spinoso-sacrées d'autre part. Cette sorte d'anneau est interrompue en avant par le corps du pubis et en arrière par le sacrum (fig. IV).

b) La deuxième zone s'étend de la limite inférieure de la précédente à la ligne médiane pubio-ano-coccygienne. Nous avons précisé plus haut comment se comportent en bas (Voir insertions inférieures des aponévroses du releveur de l'anus et de l'ischio-coccygien) les deux moitiés de ce diaphragme fibreux renversé soit entre elles, soit avec la prostate et le rectum, soit avec le coccyx.

La seule inspection des fig. VI et VII pourrait faire croire que cette deuxième partie de l'aponévrose pelvienne anatomique limite un cône renversé à section horizontale circulaire ; il n'en est rien cependant ainsi que le montre la fig. VIII; il s'agit d'un cône aplati transversalement et présentant une section horizontale ovalaire. La grosse extrémité de l'ovale répond au rectum. Chaque pôle s'interrompt laissant à nu en avant le corps du pubis et en arrière le coccyx.

Maintenant que nous connaissons l'aponévrose pelvienne anatomique considérée comme paroi d'une cavité (cavité pelvienne anatomique), c'est le moment d'étudier cette dernière ainsi que son contenu.

Pour cela, recourons encore à nos fig. VI et VII. Nous y constatons qu'elle est divisée en deux étages par l'expansion viscérale qui prend naissance (en 8, fig. VII et en 10', fig. VI) et remonte en avant sur les côtés de la vessie et en arrière sur ceux du rectum où elle s'épuise bientôt.

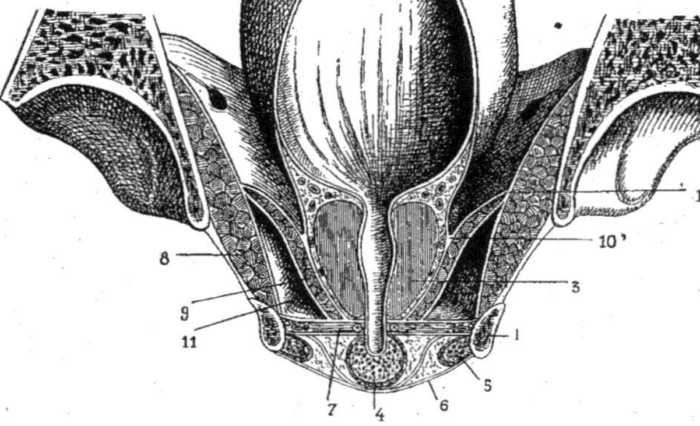

FIG. VI. — Coupe frontale du bassin suivant la ligne A B de la fig. V. (Toutes les parties molles extérieures, les couches superficielles du périnée et le péritoine ont été enlevées).

1 — Os iliaque dont la partie supérieure a été enlevée par un trait de scie horizontal ; on y voit en bas la partie antérieure de la cavité cotyloïde.

1' — Section de la branche ischio-pubienne.

2 — Vessie distendue et ouverte en arrière par la coupe.

3 — Surface de section de la prostate laissant apercevoir sur la ligne médiane une gouttière représentant la moitié antérieure du canal de l'urèthre.

4 — Section frontale du bulbe de l'urèthre et du muscle bulbo-caverneux.

5 — Coupe du corps caverneux et de l'ischio-caverneux. (4 et 5 font partie de l'étage inférieur du périnée).

6 — Aponévrose périnéale superficielle.

7 — Etage moyen du périnée contenant le muscle transverse profond, la portion membraneuse de l'urèthre, les glandes de Méry (Henle) et les vaisseaux et nerfs honteux (tout-à-fait en dehors). Limité en bas par le feuillet inférieur de l'aponévrose moyenne, en haut par le feuillet supérieur de la même aponévrose.

8 — Muscle obturateur dont la face interne est recouverte dans toute son étendue par l'aponévrose obturatrice.

9 — Muscle releveur de l'anus revêtu en dehors par son aponévrose inférieure, et en dedans par son aponévrose supérieure ou intra-pelvienne.

10 — Point où les aponévroses du releveur de l'anus se détachent de l'aponévrose obturatrice.

10' — Point où l'aponévrose supérieure du releveur de l'anus se bifurque en deux lames, l'une qui reste appliquée sur le muscle jusqu'à son bord inférieur, l'autre ascendante (feuillet viscéral de l'aponévrose pelvienne) qui va mourir sur la face correspondante de la vessie.

11 — Creux ischio-rectal (prolongement antérieur après dissection).

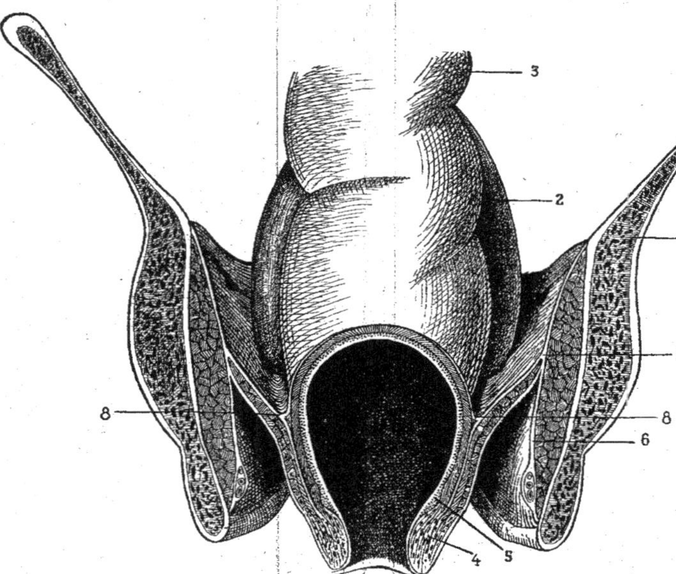

FIG. VII. — Coupe frontale du bassin, passant suivant la ligne C D de la fig. V. (Toutes les parties molles extérieures et celles du creux ischio-rectal, le périnée, le péritoine ont été enlevés).

1 — Os iliaque.

2 — Vessie distendue.

3 — Rectum distendu, redressé et rabattu sur la vessie. (Son extrémité inférieure a été intéressée par la coupe en arrière.

4 — Sphincter externe de l'anus représentant un renflement de la partie inférieure de la couche des fibres circulaires du rectum.

6 — Aponévrose obturatrice recouvrant toute l'étendue de la face interne du muscle obturateur ; elle loge dans un dédoublement inférieur, le nerf et les vaisseaux honteux.

7 — Point d'où se détachent l'aponévrose supérieure et l'aponévrose inférieure du releveur de l'anus.

8 — Point où l'aponévrose supérieure du releveur de l'anus se bifurque en une lame descendante qui reste appliquée sur le muscle, et une lame ascendante ou feuillet viscéral de l'aponévrose pelvienne qui va mourir sur les parois du rectum.

L'angle dièdre, limité en dehors par la partie inférieure de l'aponévrose obturatrice et en dedans par l'aponévrose inférieure du releveur de l'anus, constitue le creux ischio-rectal (disséqué).

a) Ce qui caractérise l'étage supérieur, c'est qu'une fois le péritoine enlevé ainsi que la graisse et les vaisseaux, il constitue une cavité réelle dont la partie médiane est occupée en grande partie par la vessie et par le rectum. Elle n'est libre qu'entre le pubis et la face antérieure de la vessie en avant, et latéralement, entre ces organes et la partie de l'aponévrose pelvienne qui descend du détroit supérieur jusqu'en 8, fig. VII et 10', fig. VI.

L'ensemble de l'espace ainsi accessible au toucher et à l'œil présente donc la forme d'une gouttière en fer-à-cheval dont la branche transversale passe entre la vessie et le pubis et dont les branches latérales se portent d'avant en arrière en passant l'une à droite, l'autre à gauche des viscères.

Le rectum étant appliqué directement contre le squelette en arrière, on comprend qu'à ce niveau les deux extrémités postérieures des branches latérales de la gouttière ne se réunissent pas comme en avant.

De chaque côté les parois de cette dernière sont formées, en dedans, par l'expansion viscérale ascendante née en 8, fig. VII et 10', fig. VI, et par les faces correspondantes de la vessie et du rectum : en dehors, par la portion de l'aponévrose pelvienne anatomique comprise entre 7 et 8, fig. VII ; 10 et 10' fig. VI.

A mesure qu'on se rapproche de la branche antérieure de la gouttière, les branches latérales diminuent de profondeur et les lignes dont 10 et 10' (fig. VI), représentent la section tendent à se rapprocher et à se confondre. Elles sont alors réunies (celle de droite à celle de gauche) par une sorte de pont transversal étendu horizontalement entre les extrémités antérieures des arcs tendineux. Ce pont, plus épais sur ses parties externes où il forme les ligaments *pubio-vésicaux latéraux* s'amincit en son milieu où il se déprime et présente un orifice pour le passage de la veine dorsale de la verge qui vient se jeter dans le plexus de Santorini. Cette portion moyenne amincie prend quelquefois le nom de ligament pubio-vésical médian. Quant à la constitution de cette lame, elle résulte de l'association de l'expansion viscérale (portion antérieure) avec les fibres longitudinales de la vessie qui viennent se fixer au pubis.

On pourrait désigner l'étage supérieur sous le nom de cavité pelvienne chirurgicale et la lame continue qui la limite sous celui d'aponévrose pelvienne chirurgicale.

Nous reviendrons plus loin sur ce point.

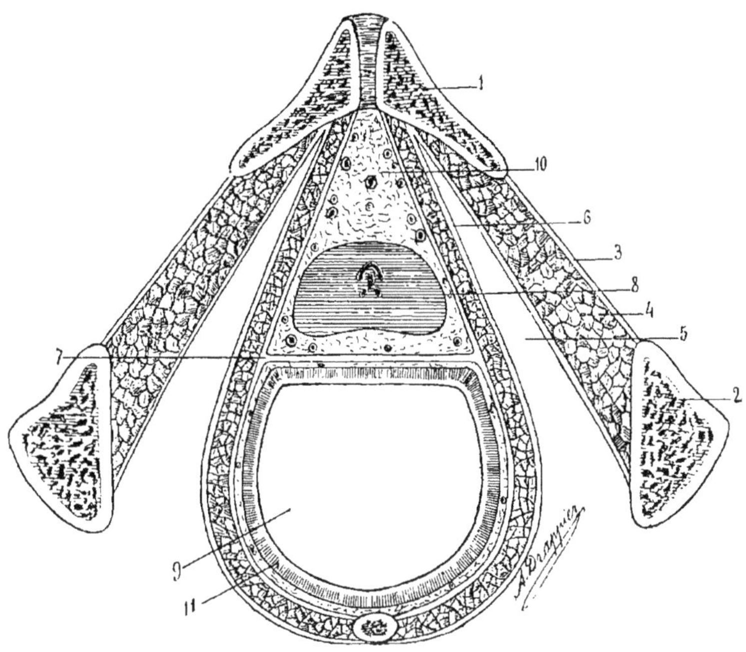

Fig. VIII. — Coupe horizontale du bassin suivant la ligne E F de la fig. V. (Toutes les parties molles extérieures ont été enlevées).

1 — Partie inférieure du corps du pubis.

2 — Ischion.

3 — Membrane obturatrice formant diaphragme au niveau du trou ovale.

4 — Muscle obturateur interne recouvert en dedans par son aponévrose (paroi externe du creux ischio-rectal).

5 — Creux ischio-rectal.

6 — Releveur de l'anus recouvert en dehors par son aponévrose externe ou inférieure, et en dedans par son aponévrose interne ou supérieure (comp. fig. VI et VII).

7 — Cloison frontale (aponévrose prostato-péritonéale de Denonvillers ; fascia recto-vesicalis de quelques auteurs) comprise entre le rectum et la prostate.

8 — Prostate.

9 — Rectum.

10 — Plexus péri-prostatique.

b) Étage inférieur : l'étage inférieur de la cavité pelvienne anatomique peut être appelé étage prostato-ampullaire, parce qu'il contient la prostate en avant et l'ampoule du rectum en arrière.

Étudié sur les coupes frontales fig. VI et VII, on voit que cet espace est fermé supérieurement par les expansions viscérales ascendantes droite et gauche nées en 8 (fig. VII) et 10' (fig. VI) au niveau du rectum et de la vessie et par les ligaments pubio-vésicaux au devant de celle-ci.

Sa limite inférieure est formée :

1° En avant, par le plancher périnéal (aponévrose moyenne, feuillet supérieur) (portion médiane ou 1/3 moyen).

2° Entre la prostate et le rectum par l'union des bords inférieurs de la moitié droite et de la moitié gauche de l'aponévrose pelvienne anatomique (comp. fig. IV).

3° Au niveau de l'anus ces bords s'écartent et viennent se perdre entre le sphincter externe et le sphincter interne pour s'affronter de nouveau sur la ligne blanche ano-coccygienne et s'écarter une dernière fois pour se fixer sur les côtés du coccyx.

Les parois latérales de l'espace prostato-ampullaire sont formées par les segments aponévrotiques compris entre la ligne de terminaison inférieure qui vient d'être décrite et la ligne 10' fig. VI, et 8 fig. VII, représentant l'origine de l'expansion viscérale ascendante Ce segment est désigné communément sous le nom d'aponévrose latérale de la prostate ou pubio-rectale.

Si maintenant, vous examinez une coupe horizontale de cet espace fig VIII (7), vous constaterez qu'il est partagé en deux loges (loge prostatique et loge ampullaire), par une cloison frontale qui réunit l'aponévrose pubio-rectale d'un côté à celle de l'autre en passant entre la prostate et l'ampoule rectale.

Cette cloison s'insère inférieurement sur le bord postérieur du feuillet supérieur de l'aponévrose moyenne du périnée (comp. fig. III, 8).

Remarquons que cette cloison déborde supérieurement le plafond de l'étage inférieur théoriquement indiqué par un plan horizontal allant de la ligne 8 droite à la ligne 8 gauche, fig. VII A partir de là, elle sépare du rectum les vésicules séminales (8, fig. III).

Son extrémité supérieure s'insère sur le fond du cul-de-sac vésico-rectal et ses bords viennent latéralement se confondre avec l'expansion viscérale ascendante. (Voir coupe sagittale fig. III, 8).

On désigne généralement ce feuillet sous le nom d'aponévrose prostato-péritonéale.

Ce que nous avons dit plus haut devrait suffire pour comprendre la loge prostatique, cependant nous n'hésitons pas à rappeler encore une fois ses limites.

Elle présente à peu près la forme d'une pyramide de section quadrangulaire à sommet tronqué dirigé en avant.

Sa face antérieure est représentée par le corps du pubis (fig. VIII (1) et fig. III (1).

Sa face postérieure par l'aponévrose prostato-péritonéale (fig. VIII (7) et fig. III (8).

Les faces latérales par les aponévroses pubio-rectales (zone inférieure de l'aponévrose supérieure du releveur fig. VI entre 10' et le feuillet supérieur de l'aponévrose moyenne

La face inférieure par le feuillet supérieur de l'aponévrose moyenne (fig. VI).

— La loge ampullaire n'est, en somme, qu'une gaîne cylindrique formée en avant par l'aponévrose prostato-péritonéale et sur les côtés par les parties correspondantes de l'aponévrose pubio-rectale (fig. VIII).

Applications. — Étant donnée la constitution de la loge prostatique et notamment la façon dont elle est isolée de la cavité pelvienne par les expansions viscérales ou ascendantes de l'aponévrose pelvienne anatomique, on peut s'expliquer un certain nombre de faits d'ordre chirurgical.

Les abcès développés dans cet espace sont bridés dans tous les sens et ne peuvent facilement se faire jour au dehors (Paulet).

Lorsque le pus provient d'un point de la prostate rapproché de l'urèthre, la terminaison la plus ordinaire de ces abcès est l'ouverture de la collection dans les voies urinaires.

Dans le cas contraire, le pus s'accumule dans la loge prostatique et en distend les parois.

La paroi antérieure ou pubienne et la paroi inférieure (aponévrose moyenne du périnée) étant très résistantes ne céderont pas.

On a quelquefois vu la collection se vider dans le tissu sous-péritonéal par suite d'érosions de l'aponévrose pelvienne chirurgicale, mais c'est là un fait exceptionnel.

Le plus ordinairement, c'est l'aponévrose prostato-péritonéale qui cède parce qu'elle constitue la paroi la moins résistante de la loge, le pus contourne le muscle transverse et vient faire saillie sur les côtés de l'anus.

Parfois ces abcès s'ouvrent dans le rectum.

Il est presque inutile d'ajouter que les épanchements de sang et d'*urine* suivront une marche identique.

En un mot, on peut dire d'une façon générale, que les collections sous-jacentes au plancher pelvien chirurgical seront limitées au périnée.

Opérations : Dans les cas de taille périnéale où l'on agit presque exclusivement sur la prostate, on ne détermine ordinairement pas d'infiltration urineuse dans le tissu cellulaire sous-péritonéal ni de lésion péritonéale ; il faudrait pour cela avoir divisé la paroi latérale de la vessie, et, par suite, la partie correspondante de l'expansion viscérale de l'aponévrose pelvénienne anatomique; tant que cette lame n'a pas été ouverte, la cavité pelvienne (étage supérieur) ne peut être considérée comme ouverte.

b) Aponévrose pelvienne considérée au point de vue chirurgical.

Consultons d'abord sur ce point les auteurs d'anatomie topographique.

Tous attachent à cette lame une signification chirurgicale ; pour eux, c'est une paroi limitant une cavité réelle et susceptible d'opposer une barrière plus ou moins résistante aux migrations des collections liquides qui peuvent s'y accumuler.

Que nous dit, par exemple, Richet ?

« L'aponévrose pelvienne est un plan fibreux en entonnoir qui ferme le bassin, une sorte d'infundibulum au centre duquel se trouvent placés la vessie en avant, le rectum, en arrière. »

Puis il ajoute : « Sa préparation est de la plus grande facilité; il suffit, pour la mettre en évidence, d'enlever le péritoine qui revêt le plancher pelvien et avec lui, le tissu cellulaire qui le double. On découvre un plan fibreux blanchâtre, très résistant, considéré bien à tort, dit Denonvillers, comme constituant l'aponévrose supérieure du releveur de l'anus. »

D'après cette citation, il est évident que, pour cet auteur, l'aponévrose pelvienne n'est autre que le plan qui limite inférieurement l'espace décrit plus haut sous le nom d'étage supérieur de la cavité pelvienne anatomique. Les éléments qui composent ce plan ayant été indiqués ci-dessus, il est inutile d'y revenir. Un mot cependant sur son fond.

Voulez-vous vous en faire une idée assez exacte, recourez à l'artifice de description suivant : sur la figure VII, supprimez par la pensée le rectum et imaginez que les points 8 et 8 soient réunis par une sorte de diaphragme fibreux horizontal. Dans ces conditions, le rectum, théoriquement introduit de bas en haut entre les parois de la loge ampullaire, devrait, pour reprendre sa position figurée en VII, soulever en cône la portion centrale de ce diaphragme et finalement la perforer. Ce qui resterait du cône de soulèvement formerait gaîne autour de la portion correspondante de cet organe.

En d'autres termes, le fond de la cavité pelvienne chirurgicale peut être considéré comme une sorte de cloison horizontale percée à son centre de larges ouvertures à bords relevés sous forme de prolongements vaginaux ascendants destinés à envelopper en avant la base de la prostate et la vessie, en arrière, la portion correspondante du rectum.

Grâce à elle, ainsi que le fait remarquer Trèves, un certain nombre d'organes ou portions d'organes se trouvent isolés, séparés de la cavité pelvienne. Ce sont :

1° La prostate ;

2° Le col de la vessie ;

3° Les vésicules séminales ;

4° Toute la partie de la base de la vessie comprise entre les vésicules séminales :

5° 2 pouces 1/2 ou 3 pouces inférieurs du rectum.

Les portions des différents viscères ainsi isolés du bassin peuvent être blessées sans que la cavité pelvienne soit ouverte et le pus qui s'y formera fusera vers le périnée et le pelvis.

De tout ce qui précède, il résulte que l'aponévrose pelvienne chirurgicale représente bien aussi la paroi fibreuse d'un entonnoir, mais d'un entonnoir de moindre profondeur que celui qui est circonscrit par l'aponévrose pelvienne anatomique, puisqu'il ne comprend que l'étage supérieur décrit plus haut de la cavité pelvienne anatomique, à l'exclusion de la région prostato-ampullaire.

Avec cette définition de l'aponévrose pelvienne chirurgicale s'accorde très bien la description que donne Richet de l'aponévrose pubio-rectale, p. 482, 4e édition. « C'est un plan fibreux irrégulièrement quadrilatère tendu (de haut en bas) entre l'aponévrose supérieure du périnée ou pelvienne et l'aponévrose moyenne du périnée, — et d'avant en arrière entre le pubis et le rectum... Elle présente quatre bords : le supérieur s'insère à l'aponévrose pelvienne dans l'intervalle qui sépare le pubis du rectum, l'inférieur se fixe sur toute l'étendue du plancher périnéal.

» Quant à son bord antérieur, il prend insertion au corps du pubis, tandis que son bord postérieur va se perdre sur les faces latérales du rectum. »

Cependant on est fort étonné de voir le même auteur confondre dans un autre passage l'aponévrose pelvienne chirurgicale, telle qu'il l'avait d'abord définie, avec l'aponévrose pelvienne purement anatomique. Nous citons : « Denonvillers, dit-il, a montré que ce plancher fibreux (aponévrose pelvienne) était formé non par un seul plan, mais par la réunion de quatre aponévroses appartenant aux quatre muscles (de chaque côté) qui concourent à fermer le bassin et qui sont : l'obturateur interne, le pyramidal, l'ischio-coccygien et le releveur de l'anus. »

.... « Ainsi constituée par la réunion de ces 8 plans fibreux (4 de chaque côté) l'aponévrose pelvienne ou supérieure du périnée, vue par le bassin, paraît cependant formée par une lame fibreuse unique,infundibuliforme, dont le pourtour est fixé à la circonférence du bassin et dont la partie centrale (étroite) embrasse en avant le col de la vessie et en arrière le rectum. »

Or, comme nous l'avons vu plus haut, l'infundibulum fibreux considéré au sens de Denonvillers, c'est-à-dire au point de vue anatomique pur, embrasse inférieurement et en avant, non pas le col de la vessie, mais bien le sommet de la prostate (v. fig. V) ; et en arrière, non pas le rectum, mais le sphincter interne de l'anus (fig. VI).

Identifier ces deux assemblages anatomiques absolument distincts quoique ayant des parties communes, c'est jeter l'incertitude et l'obscurité dans l'esprit du lecteur.

Voyons maintenant quel est le rôle de l'aponévrose pelvienne chirurgicale.

Elle forme le plancher fibreux du bassin, et, de concert avec les muscles, retient les viscères dans la cavité pelvienne.

Comme nous l'avons déjà montré, elle sépare l'étage prostato-ampullaire d'avec l'étage pelvien proprement dit (pelvis chirurgical) ; elle constitue par le fait même le plan de séparation entre le tissu cellulaire sous-péritonéal et le tissu cellulaire périnéal. Tant que cette barrière est intacte, les collections sous-jacentes ne peuvent envahir la cavité pelvienne, et réciproquement, celles qui se trouvent au-dessus d'elle ne peuvent se répandre dans le périnée.

C'est au-dessus de cette aponévrose que peut se développer

l'inflammation que les anglais désignent sous le nom de pelvic cellulitis. Elle a pour siège le tissu cellulo-adipeux compris entre le fascia pelvis et le péritoine.

Ce tissu est situé principalement entre la paroi antérieure de la vessie et le pubis, vers la base de la vessie, sur les parties latérales de cette dernière et du rectum.

Chez la femme, ce tissu connectif est logé entre les feuillets du ligament large et vers la partie inférieure de l'utérus et le commencement du vagin ; il est partout continu et l'inflammation d'une partie peut se communiquer aux autres.

Comme on peut le deviner, le pus des abcès formés de cette façon ne pouvant s'échapper par en bas à cause de la résistance de l'aponévrose pelvienne chirurgicale, remonte sur les parties latérales du bassin grâce à l'extrême laxité du tissu conjonctif sous-péritonéal. Il gagne ensuite la région iliaque et peut même s'élever jusqu'à la région lombaire.

Selon Trèves, il viendrait le plus habituellement poindre à la région inguinale.

Cependant, ces abcès peuvent s'ouvrir dans l'un des viscères pelviens ou dans le péritoine, mais ces deux terminaisons sont rares.

« Sur 37 cas de cellulitis pelvienne avec suppuration, 34 sont venus percer à l'extérieur et pour la plupart à la région inguinale (M. Clintock cité par Trèves). »

L'aponévrose pelvienne chirurgicale joue encore un rôle important au point de vue des moyens de fixité qu'elle fournit aux viscères. C'est ainsi qu'en avant elle s'associe à des fibres musculaires longitudinales de la vessie pour former les ligaments pubio-vésicaux antérieur et latéraux.

De chaque côté de cet organe, elle fournit ce qu'on appelle les ligaments latéraux vrais (ligamenta lateralia vera de Wilson Quain, Ellis, Schwalbe et Hoffmann) par opposition avec les ligamenta lateralia falsa qui ne sont autres que les plis fournis par le péritoine en passant de la vessie sur la paroi latérale du bassin. Les ligaments latéraux vrais sont formés par la portion vésicale de l'expansion que l'aponévrose pelvienne anatomique envoie sur les viscères (VI à partir de 10').

En examinant la fig. VI, on constatera que ce feuillet dont l'extrémité pariétale (en 10') est fixe, présente une insertion viscérale relativement mobile. Or, celui de l'autre côté présente une disposition semblable. Ils se font donc équilibre réciproquement et immobilisent la vessie sur la ligne médiane. (Voy. fig. VI).

Sur la fig. VII, 8, on peut remarquer que les deux expansions viscérales droite et gauche se comportent à l'égard du rectum comme vis-à-vis de la vessie. Par analogie, Quain, Ellis ont désigné ces parties juxta-rectales sous le nom de ligaments latéraux du rectum.

c) 3e manière de comprendre l'aponévrose pelvienne.

Nous ne dirons qu'un mot d'une autre façon de comprendre l'aponévrose pelvienne et qui nous paraît plutôt être un artifice de description que la traduction d'une donnée rationnelle. Elle consiste à considérer cette lame fibreuse comme le centre de rayonnement ou, si l'on veut, comme le centre de ralliement de tous les autres feuillets décrits. Ce n'est, en somme, qu'un diaphragme renversé. Par sa concavité, il émet des prolongements vaginaux ascendants qui engaînent la vessie et le rectum. De sa convexité se détachent successivement de dehors en dedans (v. fig. VI et VII) :

1° La portion extra-pelvienne de l'aponévrose obturatrice ;

2° L'aponévrose inférieure du releveur de l'anus ;

3° Le fascia pubio-rectal.

Nous n'insistons pas.

III. — APONÉVROSES DU BASSIN ET DU PÉRINÉE CHEZ LA FEMME.

Me proposant de revenir plus tard sur ce point, je vous ferai simplement remarquer aujourd'hui qu'elles présentent une

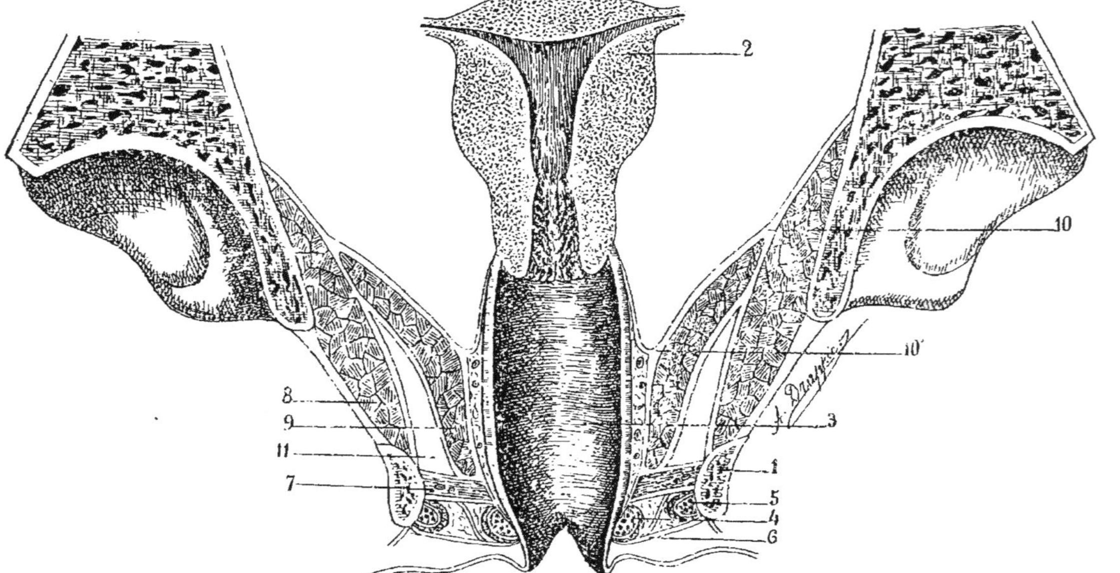

FIG. IX. — Coupe frontale du bassin chez la femme (correspond à la fig. VI). (Le vagin et l'utérus sont supposés redressés).

1 — Branche ischio-pubienne.
2 — Utérus multipare.
3 — Vagin.
4 — Bulbe du vagin et constricteur.
5 — Corps caverneux et son muscle.
6 — Aponévrose périnéale superficielle.
7 — Etage moyen du périnée limité en bas par le feuillet inférieur de l'aponévrose moyenne, et en haut par le feuillet supérieur de la même aponévrose, etc. (Voir fig. VI).
8 — (Voir fig. VI).
9 — (Voir fig. VI).
10' — (Voir fig. 13), point où l'aponévrose supérieure du releveur de l'anus se bifurque en deux lames, l'une qui reste appliquée sur muscle jusqu'à son bord inférieur, l'autre ascendante (feuillet viscéral de l'aponévrose pelvienne) qui va mourir sur les côtés de l'extrémité utérine du vagin.
11 — (Voir fig. VI).

disposition semblable à celle des mêmes plans considérés chez l'homme.

Il vous suffira, pour vous en rendre compte, de jeter les yeux sur la fig. IX. Ne présente-t-elle pas, en effet, l'analogie la plus complète avec la fig. VI où la prostate et le bas fond de la vessie sont remplacés par le vagin ?

La fig. VIII n'est-elle pas valable aussi pour la femme? La coupe horizontale de la prostate y serait représentée par celle du vagin.

J'insisterai simplement sur ce fait que le releveur de l'anus ne se comporte pas vis à vis du vagin comme le figurent plusieurs auteurs, Martin, par exemple, dans son ouvrage intitulé : *Pathologie und Therapie der Frauenkrankheiten* (fig. 199). — D'après ce dessin, il semblerait que le releveur de l'anus n'entre en contact avec le vagin que par son bord inférieur, c'est-à-dire au niveau du périnée ; de sorte que pour correspondre à cette manière de voir, le point 10′ de notre fig. IX devrait descendre presque sur le prolongement de la ligne 11 (fig. IX).

En réalité, comme le montre notre dessin, le releveur de l'anus se comporte à l'égard du vagin comme à l'égard de la prostate.

Je vous rappelle seulement, pour préciser vos idées sur ce point, que la hauteur de la surface du contact du releveur de l'anus avec la paroi vaginale correspondante diminue graduellement de hauteur, en allant d'arrière en avant, c'est-à-dire de la face postérieure du vagin vers sa face antérieure ; en d'autres termes, la distance qui sépare 10′ (fig. IX) de l'aponévrose moyenne du périnée se raccourcirait graduellement sur des coupes frontales qui se rapprocheraient de plus en plus du pubis. Cela tient :

1° A ce que le plancher périnéal est obliquement ascendant d'arrière en avant ;

2° A ce que, de son côté, le vagin est obliquement descendant d'arrière en avant.

L'existence d'une expansion viscérale ascendante recouvrant les parties latérales supérieures du vagin, les connexions affectées par la zone inférieure de l'aponévrose intra-pelvienne du releveur de l'anus avec la portion inférieure du même canal, constituent pour ce dernier d'importants moyens de fixité sur lesquels on a peu insisté jusqu'ici. Ils doivent évidemment résister longtemps au passage de l'utérus dans les cas de procidence ainsi qu'au retournement concomitant du vagin. Ce n'est que quand le muscle et ses aponévroses se sont relâchés d'une façon considérable, que peut s'achever la hernie vulvaire de ces organes.

Enfin, le périnée, ne présente-t-il pas à son tour une homologie parfaite avec celui de l'homme? Il n'en diffère, en effet, que par une circonstance, à savoir, par sa division en deux moitiés latérales pour permettre le passage du canal vagino-vulvaire.

CONCLUSIONS

a). *Périnée*. — N'ayant rien eu à redresser dans les descriptions classiques ou à y ajouter, nous n'y revenons pas.

b). *Aponévrose pelvienne.*— Les parties intra-pelviennes des muscles obturateurs internes et pyramidaux considérées dans leur ensemble forment une sorte de cylindre (interrompu en avant et en arrière) dont le bord supérieur répond à peu près au détroit supérieur du bassin et l'inférieur à l'arcus tendineus et à la bandelette spinoso-sacrée. C'est là que vient s'appuyer l'ouverture d'un entonnoir musculaire formé par les releveurs et les ischio-coccygiens. On a donc ainsi une vaste paroi cylindro-conique présentant une échancrure antérieure au niveau du pubis et une échancrure postérieure au niveau de la région sacro-coccygienne. Cette paroi est revêtue sur toute l'étendue de sa face interne par une aponévrose ou annexe musculaire à laquelle, pour nous conformer à la doctrine de

Denonvillers, nous proposons de donner le nom d'aponévrose pelvienne anatomique.

Par analogie, la cavité limitée par cette aponévrose sera désignée sous le nom de cavité pelvienne anatomique.

Une expansion fibreuse se détachant de l'aponévrose pelvienne anatomique pour aller se perdre sur les faces latérales de la vessie et du rectum, divise la cavité correspondante en deux étages :

1° A l'inférieur on pourra donner le nom de prostato-ampullaire parce qu'il renferme la prostate en avant et l'ampoule rectale en arrière séparées l'une de l'autre par une cloison frontale dite aponévrose prostato-péritonéale de Denonvillers.

2° Le supérieur n'est autre que la cavité pelvienne chirurgicale limitée par la lame fibreuse que l'on met à nu en enlevant le péritoine et que nous nommons aponévrose pelvienne chirurgicale.

La cavité pelvienne chirurgicale comprend elle-même l'espace pelvi-rectal supérieur de Richet avec son tissu cellulaire et les parties les plus inférieures de la séreuse péritonéale.

Chez la femme, les aponévroses du périnée et du bassin présentent la plus grande analogie avec les formations correspondantes chez l'homme.

Qu'il me soit permis, en terminant, d'adresser tous mes remercîments à mon élève et ami, M. Drappier et à M. Rogghé, pour le soin avec lequel ils ont dessiné mes croquis pour la photogravure.

Lille Imp. L. Danel.

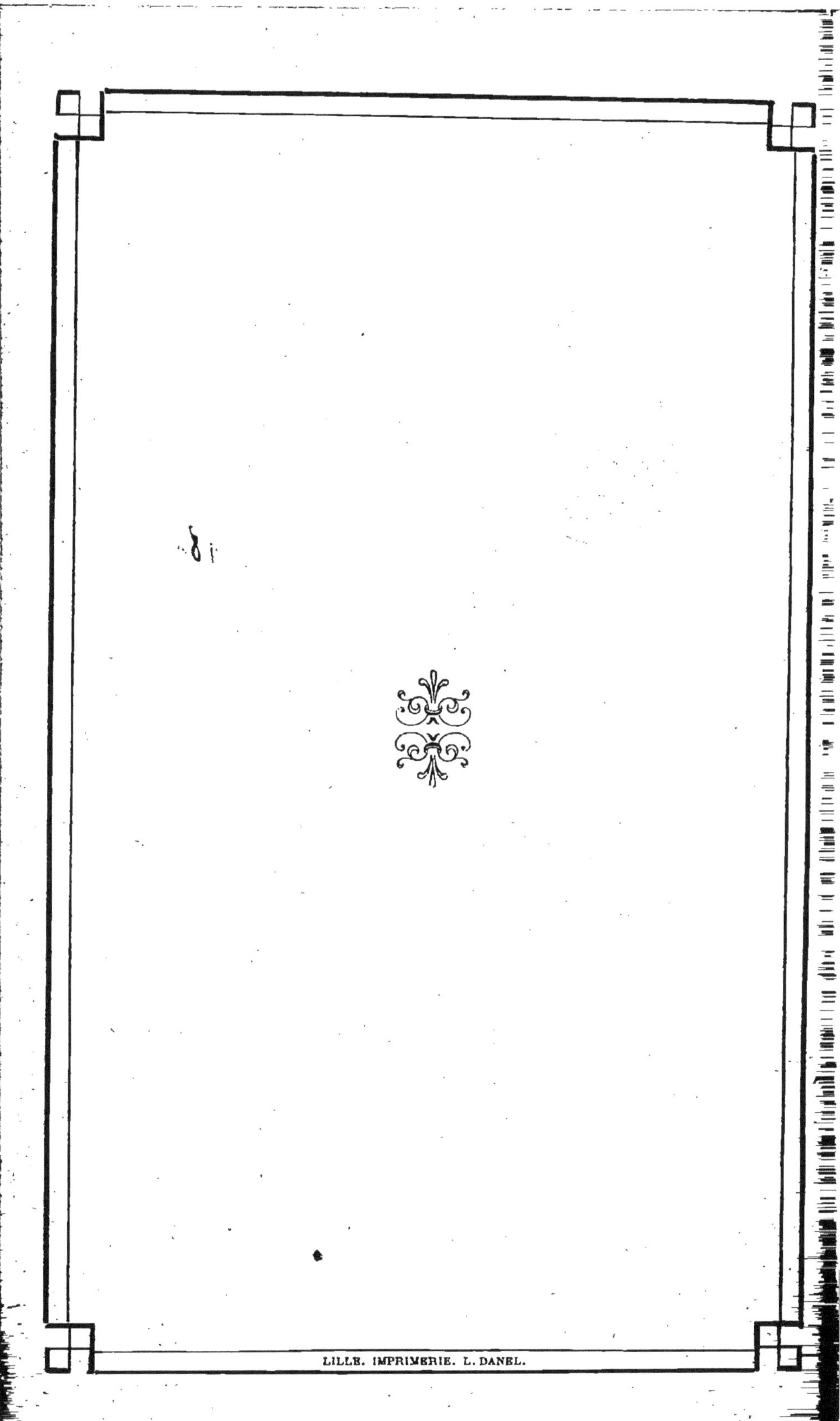

LILLE. IMPRIMERIE. L. DANEL.

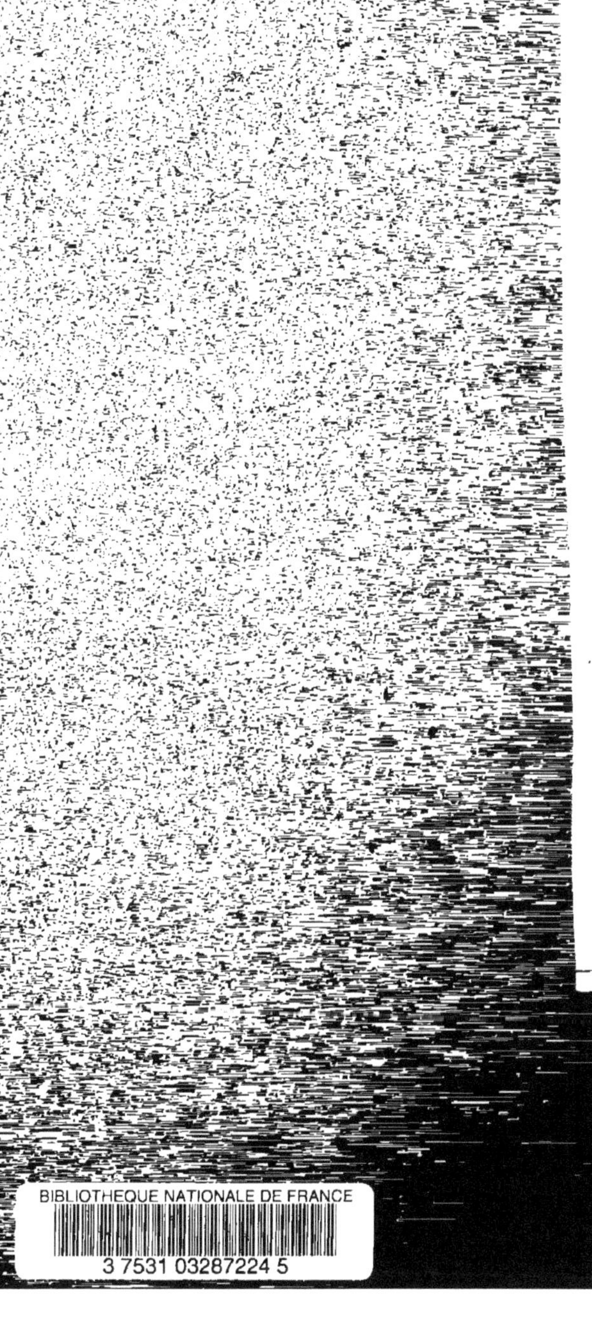

www.ingramcontent.com/pod-product-compliance
Ingram Content Group UK Ltd.
Pitfield, Milton Keynes, MK11 3LW, UK
UKHW012300240726
13966UKWH00004B/1515